Die

Kaizen-Diät

In kleinen Schritten zum Wohlfühlgewicht

von

Michael Iatroudakis

Bibliografische Informationen der Deutschen Nationalbibliothek: Die Deutsche Nationalbibliothek verzeichnet diese Publikation in der Deutschen Nationalbibliografie; detaillierte bibliografische Daten sind im Internet über dnb.d-nb.de abrufbar.

ISBN-13: 978-1507576618
ISBN-10: 1507576617

Hinweis:

Diese Publikation wurde nach bestem Wissen recherchiert und erstellt. Verlag und Autor können jedoch keinerlei Haftung für Ideen, Konzepte, Empfehlungen und Sachverhalte übernehmen.

Die publizierten Tipps und Ratschläge sind als Hilfen zu verstehen, um jeweils zu eigenen Lösungen zu kommen. Bei offenen Fragen kontaktieren Sie bitte Ihren Hausarzt.

Das Buch ersetzt nicht eine medizinische Behandlung / Therapie oder eine krankheitsbedingte Ernährungstherapie / Beratung. Der Autor und der Verleger können keine absolute Garantie für Ihr persönliches Ergebnis übernehmen. Sie handeln in allen Fällen eigenverantwortlich.

Als Leserin und Leser dieses Buches möchten wir Sie ausdrücklich darauf hinweisen, dass keine Erfolgsgarantien oder Ähnliches gewährleistet werden können. Auch kann keinerlei Verantwortung für jegliche Art von Folgen, die Ihnen oder anderen Lesern im Zusammenhang mit dem Inhalt dieses Buches entstehen, übernommen werden.

Der Leser ist für die aus diesem Buch resultierenden Ideen und Aktionen selbst verantwortlich.

Inhaltsverzeichnis:

Einleitung

Wer heute abnehmen möchte, der steht einer teilweise unüberschaubaren Zahl von Diäten gegenüber. Die meisten dieser Diäten sind Trends, teilweise ungesund, nicht praktikabel oder sehr kompliziert umzusetzen. Des Weiteren fehlt in der übergewichtigen Gesellschaft nach wie vor die Aufklärung darüber, dass eine Gewichtsreduktion nur mit einer veränderten Lebenseinstellung einhergeht. Viele Ratgeber, Kurse und Workshops sind zu einseitig bzw. haben nur daran Interesse, teure Produkte an den Mann bzw. an die Frau zu bringen.

Fakt ist ...

... wer heute abnehmen möchte, muss − und daran führt kein Weg vorbei −, seine persönliche Lebensführung ändern.

Durch ein verändertes Essverhalten, ausreichend Bewegung und das Ganze über einen realistischen Zeitraum gesehen, gibt es keinen besseren Weg, als den eigenen Stoffwechsel so zu manipulieren, dass der Körper letztendlich gezwungen ist, seine überschüssigen Pfunde zu verlieren.

Die oben genannten Maßnahmen habe ich bereits in einigen meiner Büchern (Die Steinzeit-Diät, Die Ketogene Diät, Die Smoothie-Diät) thematisiert. Basierend auf den drei Säulen: Geistige Einstellung, Ernährung und Bewegung konnten so viele meiner Klienten ihr persönliches Wohlfühgewicht erreichen.

Auch die zahlreichen Feedback-Mails meiner Leser sprechen eine deutliche Sprache, wie wichtig es ist, die drei Säulen als einen festen Bestandteil einer Diät zu betrachten. Dennoch hat die Erfahrung gezeigt, dass ein gewisser Prozentsatz es trotz guter Absichten nicht schafft, die drei Säulen praxisnah umzusetzen.

Gründe, woran das liegen mag, gibt es viele, aber drei bestimmte Faktoren stechen bei persönlichen Gesprächen immer wieder am häufigsten hervor.

Diese sind: **Überforderung, Angst vor Veränderung und die Macht der destruktiven Gewohnheiten.**

In wieweit diese einen Einfluss haben und wie Sie diese drei Faktoren in den Griff bekommen können, ist Gegenstand dieses Buches.

Was Sie von mir nicht zu hören bekommen

Dieses Buch möchte Ihnen helfen, Schritt für Schritt Ihr Wohlfühlgewicht zu erreichen bzw. auch zu halten. Dieses Buch verschont Sie mit Hinweisen, wie gesundheitsgefährdend Übergewicht sein kann, und hält Ihnen auch in dieser Hinsicht keine Moralpredigt. Die Kaizen-Diät verschont Sie auch mit einem streng geregelten Ernährungsplan und zwingt Sie auch nicht, in ein Fitnessstudio zu gehen. Auch werden Sie in diesem Buch keinerlei Diät-Rezepte finden.

Des Weiteren halte ich mich kurz und knapp und vermittele Ihnen nur das Wichtigste, das Sie über die Kaizen-Diät wissen sollten. Der Vorteil liegt hierbei klar auf der Hand. Sie können gleich mit der Umsetzung beginnen, ohne kostbare Lebenszeit zu vergeuden.

Gewichtsreduktion – es gibt nicht nur einen Weg

Wer seine Pfunde dauerhaft verlieren möchte, muss ins Handeln kommen. Sprich: Sie müssen verbindlich eine Veränderung herbeiführen. Treu nach dem Motto:

"Das, was Sie dachten und taten, sind die Ergebnisse von heute. Das, was Sie heute denken und tun, sind die Ergebnisse von morgen ..."

Diesen wichtigen Schritt werde und kann ich Ihnen nicht abnehmen, aber – und das ist die frohe Botschaft der Kaizen-Diät –Sie müssen Ihr Leben nicht komplett umkrempeln.

Der Ansatz der Kaizen-Diät ist, dass Sie Ihr

Wohlfühlgewicht in kleinen Schritten erreichen werden und das ganze ohne Überforderung und Stress. Die Kaizen-Diät passt sich den individuellen Lebensumständen an und ist in der Umsetzung sehr einfach gestrickt. Sie werden mit Sicherheit keine Kalorien zählen oder irgendwelche Punkte sammeln müssen. Das verspreche ich Ihnen.

WICHTIG:

Die Kaizen-Diät ist keine Crash-Diät.

Des Weiteren werden Sie mit dieser Diät keine 5 Kilo in 4 Wochen abnehmen können. Wer mit der Kaizen-Diät abnehmen möchte – und das ist ein sehr wichtiger Punkt –, sollte auf jeden Fall eine Portion Geduld mitbringen. Dass die Kaizen-Diät funktioniert, steht außer Frage, aber Geduld ist ein wichtiger Aspekt dieser Diät und das sollte jedem im Vorfeld klar sein. Warum das so ist, wird Ihnen im Laufe dieses eBooks noch klar werden.

Wenn Sie es schaffen, Ihre Ungeduld (und die ist bekanntlich menschlich) im Zaum zu halten, werden Sie ohne viel Aufwand, Ihr persönliches Wohlfühgewicht erreichen.

Am Schluss haben Sie die Möglichkeit, mit mir in Kontakt zu treten, wenn Sie Fragen haben. Über ein Feedback würde ich mich freuen.

Ich wünsche Ihnen viel Spaß und eine Menge Motivation bei der Umsetzung …

Ihr
Michael Iatroudakis

Teil 1

Die Kraft der (radikalen) Veränderung

Bevor wir tiefer in die Kaizen-Diät einsteigen, eine kleine Einführung in die Thematik …

Wenn Menschen ihr Leben ändern möchten, dann passiert das meistens in Form einer Veränderung. Das Ganze passiert in der Regel innerhalb einer vorgegebenen Zeitspanne und das Ergebnis sollte man auch sehr schnell sehen können.

Wichtig ist hierbei, dass eine Veränderung immer das maximale Ergebnis liefern sollte.

Klingt sehr steif und trocken, ich weiß. Daher ein Beispiel (vereinfacht dargestellt):

Wenn ein Unternehmen innerhalb von kurzer Zeit seine Gewinnmaximierung erhöhen möchte, kann dies durch eine Massenentlassung oder in Form einer Investition in neue Technologien passieren.

Ein anderes Beispiel im persönlichen Bereich:

Wenn Maria (schnell) abnehmen möchte, dann geht

das Ganze nur, wenn Sie Ihr Leben komplett umkrempelt. Sprich: 4-5 Mal in der Woche müsste sie mind. 30 Minuten Sport treiben, evtl. neue Sportklamotten kaufen, in den ersten Tagen mit Muskelkater leben, ihren alten Essensplan komplett über den Haufen schmeißen und ihren Alltag zusätzlich bewältigen. Sie müsste das ganze Prozedere die ersten Wochen und Monate solange durchhalten, bis sie ihr Wunschgewicht erreicht hat.

Dass diese Vorgehensweise funktioniert, steht außer Frage. Nur, muss das immer so laufen?

Ist diese Vorgehensweise wirklich für jeden geeignet?

Ich denke, dass viele mit Sicherheit sagen können, dass sie bereits selber mit (radikalen) Veränderungen große Erfolge in persönlichen Bereichen erreicht haben. Dem ist nichts hinzuzufügen.

Bestimmt können Sie sich aber auch an Gelegenheiten erinnern, bei dem Sie mit dem Versuch, eine Veränderung herbei zuführen, eiskalt baden gegangen sind. Der Jobwechsel hat nicht die erhoffte und gewünschte Erfüllung gebracht, eine Diät hat bewirkt, dass man schlussendlich mehr gewogen hat als am Anfang, und die ersehnte Reise mit dem Partner hat die bevorstehende Scheidung auch nicht verhindern können.

Das ist das Problem von Veränderungen. Oft hat man kurzfristigen Erfolg und man erfreut sich daran, aber schnell kann man wieder in alte Muster verfallen, sobald die Anfangseuphorie verflogen ist. Eine radikale Veränderung ist wie das Besteigen eines riesigen Berges. Man gerät kurz vorm Ziel völlig außer Atem oder man lässt – bedingt durch die bevorstehenden Bemühungen – den Anstieg gleich sein.

Jedoch gibt es eine schöne Alternative, den Berg dennoch zu besteigen. Eine Alternative, den Berg gemächlich zu besteigen, ohne dass man den Anstieg überhaupt bemerkt.

Nämlich mit **"Kaizen"**.

Was ist Kaizen?

Der Duden definiert "Kaizen" folgendermaßen:

(aus Japan stammendes, auf einer Philosophie der ewigen Veränderung beruhendes) Konzept der Unternehmensführung, das darin besteht, einen kontinuierlichen Verbesserungsprozess in Gang zu halte)

Ich mache es kurz ...

Das Wort „Kaizen" entspringt der japanischen Kultur und setzt sich aus zwei japanischen Wörtern zusammen. „Kai" für „Veränderung" und **„Zen"** für „zum Besseren".

"Kaizen" wird vor allem in japanischen Unternehmen genutzt, um interne Prozesse kontinuierlich zu verbessern, um Mitbewerber auszustechen, Umsätze zu steigern, Qualitätsmerkmale zu erhöhen usw. "Kaizen" ist hierbei keine einmalige Sache (Projekt), sondern eine Unternehmensphilosophie, die fest in der Firmenkultur verwurzelt ist. Das bedeutet, "Kaizen" ist eine Geisteshaltung, die von sämtlichen Personen in einem Unternehmen getragen wird.

Sprich: Kaizen ist das Streben nach kontinuierlicher Veränderung und Verbesserung.

Eine verwandte Form von Kaizen kam erstmals in Amerika während der großen Depression zum Einsatz. Als in den 40igern die Deutschen in Frankreich einmarschierten, wurde den Verantwortlichen in Amerika klar, dass die Alliierten in Europa auf sämtliche wichtige Kriegsgüter angewiesen waren. Es musste gewährleistet werden, dass der Nachschub an Waffen, Panzern usw. gesichert ist.

Die US-Hersteller mussten Qualität und Quantität ihrer Produktionskette für den Krieg erhöhen und das Ganze ziemlich schnell. Um diese knappe Zeitvorgabe einhalten zu können, entwickelte die amerikanische Regierung Kurse, das sogenannte Training am Arbeitsplatz. Hier wurde bereits eine Art von "Kaizen" in der Praxis angewendet, indem man die Vorgesetzten und das Personal aufforderte, nach Hunderten von Kleinigkeiten Ausschau zu halten, wie man im kleinen Rahmen Veränderungen hervorbringen kann.

Treu nach dem Motto: Erfinden Sie nichts Neues, sondern schauen Sie nach, wie man die anstehende Arbeit mit den vorhandenen Materialien/Ausrüstungen verbessern kann.

Auf den Gängen der Fabriken wurden kleine Kästen aufgestellt mit dem Ziel, dass die Arbeiter auf Zetteln Vorschläge notierten, wie man die Produktivität verbessern könne. Die Vorgesetzten waren verpflichtet, jeden Vorschlag zu prüfen und in seiner

Relevanz umzusetzen.

Durch die Summe der kleinen Verbesserungen schafften es schlussendlich sämtliche Firmen, ihre Produktivität bei gleichbleibender Qualität zu erhöhen. Somit war sichergestellt, dass der Nachschub ins Kriegsgebiet permanent gegeben war. Heute wird behauptet, dass dies ein wichtiger Grund war, warum die Alliierten den Krieg gewonnen haben.

Bevor wir in die Praxis von "Kaizen" eintauchen, ein kurzer Ausflug ins Thema ...:

Überforderung, die Macht der Gewohnheit und die Angst vor Veränderungen

Warum schaffen wir es nicht, unsere Wohnung zu renovieren?

Warum schaffen wir es nicht, endlich unsere geplante Weltreise zu starten?

Warum schaffen wir es nicht, unsere Steuerklärung pünktlich abzugeben?

Warum schaffen wir es nicht, 10 Kilo abzunehmen?

Das Problem ist hierbei nicht im Äußeren zu suchen, sondern in unserem Inneren. Wir selber sind es, die es nicht schaffen, das Ziel, unseren Traum, unseren innigsten Wunsch in die Tat umzusetzen. Denn wir stehen uns einfach selber im Weg. Das Resultat aus unserer Untätigkeit ist letztendlich Frust, Demotivation und Kapitulation.

Und gerade dann, wenn diese negativen Gefühle zu brodeln beginnen, ertönt in unserem Kopf eine laute Stimme, die nach einem Schuldigen ruft. Haben wir zum x-ten Mal eine Diät abgebrochen, dann ist das Konzept der Diät einfach falsch. Die Lebensmittelindustrie mit ihrer manipulativ-wirkenden Werbung ist schuld, meine Gene, meine Eltern sind schuld usw.

Wir betrachten uns dann als Opfer, werden passiv, was uns dann schlussendlich in einer Handlungsstarre verharren lässt. Kein Handeln bedeutet, keine Veränderung. Keine Veränderung bedeutet, dass mein Leben so bleibt, wie es ist.

Stellt sich die Frage:

"Was hemmt uns einfach anzufangen, einfach loszulegen, als gäbe es kein Morgen mehr?" Die Gründe können vielschichtig sein. In Bezug aufs Abnehmen jedoch sind es konkret drei Dinge:

Überforderung, **Angst** und das Los der **Gewohnheit**.

Diese drei Faktoren werden wir uns jetzt im Einzelnen näher betrachten.

Überforderung

Viele Menschen wollen endlich regelmäßig Sport treiben oder mit einer Diät gegen überflüssige Pfunde vorgehen. Aber schnell werden durch die alltäglichen Routinen diese Vorsätze schnell wieder vergessen. Dabei geht es nicht unbedingt darum, dass man sein Ziel nicht erreichen möchte. Nein, der Wunsch ist da, auch die Motivation.

Das Problem: Das Ziel ist einfach für viele zu groß. Ich glaube, Sie kennen das:

Wer 10 Kilo abnehmen möchte, dem können viele Dinge durch den Kopf gehen. Zum Beispiel:

- 3-4-mal Sport treiben
- Sport machen. Wie lange? 30 Minuten oder doch 1 Stunde?
- Welche Sportart: Joggen, Walking, Schwimmen, Fahrrad fahren
- Wenn nicht vorhanden, Sportequipment kaufen (Stöcke für Walking usw.)
- Evtl. Fitness-Studio anmelden (Welches, Wo, Wann, Kosten, Parkmöglichkeiten? usw.)
- Personal-Trainer buchen?
- Vielleicht doch einer Diät-Gruppe anschließen?
- Was sagt "Google"?
- Low Carb oder Low Fat? Oder doch Trennkost?
- Essensplan erstellen
- Kalorien mit dem Taschenrechner zählen

- Diät-Rezepte raussuchen und sammeln
- Evtl. außergewöhnliche Essenszutaten kaufen (Kurkuma usw.)
- Diät-Rezepte nachkochen und ausprobieren
- Familie miteinspannen (Ja oder Nein?)
- Auf Familienfeiern sich beim Essen (Alkohol) zurückhalten
- Heißhungerattacken bändigen
- Vielleicht doch eine Körperfettwaage kaufen?

Und das Ganze natürlich gepaart mit den schmerzhaften Erinnerungen an die letzte (Crash)Diät, die letztendlich mit einer Gewichtszunahme (Jo-Jo Effekt) geendet hat. Es ist der Brei aus Gedankenmüll, Aufgaben und Wünschen, der zu einer unklaren Masse wird und der einen am Schluss daran hindert, überhaupt etwas zu tun.

Hinzu kommt noch, dass wir von allen Seiten mit vielen (guten) Ratschlägen und zahlreichen Tipps versorgt werden, denn jeder meint es schließlich gut mit uns und jeder behauptet, „die perfekte Lösung" parat zu haben. Keine Frage, alle wollen helfen, doch das führt dazu, dass wir am Schluss komplett mit der Situation überfordert sind.

Man weiß nicht, was richtig ist. Man weiß nicht, wie man am Besten vorgehen soll. Das traurige Ergebnis: Wir geben auf, ohne je richtig angefangen zu haben.

Die andere Seite der Überforderung

Überforderung kann aber auch dann eintreten, wenn Sie es mit viel Mühe geschafft haben, aus dem Dickicht der Diät-Informationen, für sich das Passende gefunden haben. Sie haben alle relevanten Informationen zusammengetragen und stehen voller Tatentrang in den Startlöchern. Ihr Leben, so wie es derzeit ist, wollen Sie nicht mehr. Sie sind zu 100 % motiviert, Ihre selbstzerstörerischen Lebensgewohnheiten zu verändern. Treu nach dem Motto: „Wenn ich schon abnehme, dann aber richtig!"

Innerhalb von 24 Stunden haben Sie dann begonnen, Ihr ganzes Leben komplett umzukrempeln. Nichts ist mehr, wie es vorher war.

Sprich:

Man hat ein komplett neues Essverhalten an den Tag gelegt, mindestens 5-mal in der Woche wird Sport getrieben (auch wenn man vorher nie was gemacht hat) und hinzu kommt, dass man sämtlichen Geburtstagsfeiern mit einer faden Ausrede absagt.

Sämtliche dick-machenden Lebensmittel wurden rigoros aus dem Haus verbannt. In der Küche findet man keine Schokolade, keine Fertigpizza und keine Nudeln mehr und als moralische Unterstützung wird die ganze Familie in das eigene Diät-Projekt mit eingespannt – ob die Familie möchte oder nicht.

Ist ja alles nicht so schlimm, man ist ja "motiviert". Doch so schnell, wie die Euphorie gekommen ist, so schnell kann sie auch wieder verschwinden.

Abgesehen von sämtlichen Dingen, die man anstellen muss, um endlich abzunehmen, kommt plötzlich die Ernüchterung, dass man ja noch einen Alltag zu bewältigen hat. Arbeit, Haushalt, Familie, Kinder, der Hund usw. Dann kann es sehr schnell passieren, dass einem alles sehr schnell über den Kopf wächst. Der Sport macht müde, die neuen Rezepte schmecken nicht und der Heißhunger auf Zucker und Co. wird eher stärker als schwächer. Hinzu kommt, dass die eigene Familie rebelliert und sich als Demotivierer entpuppt.

Letztendlich führt das Ganze dann zu Selbstaufgabe und man hat kein Gramm abgenommen.

Die Macht der Gewohnheiten

Jeder Mensch hat Gewohnheiten. Gewohnheiten wie man denkt, fühlt, körperlich reagiert und sich verhält. Gewohnheiten sind nichts anderes als Automatismen oder gar Rituale.

Gewohnheiten sind gänzlich nicht schlecht. Wir müssen nicht mehr über grundlegenden Verhaltensweisen nachdenken, etwa über das Gehen, Essen oder gar das Zähneputzen. Alles läuft automatisch ab und wir müssen rein mental nicht viel Aufwand betreiben. Dafür steht uns mehr mentale Energie zur Verfügung, um andere Dinge zu tun. Gewohnheiten lotsen uns durchs Leben. Ohne sie wäre unser Gehirn komplett überfordert von den vielen Details des Alltags.

Gewohnheiten werden durch immer wiederkehrende Lernprozesse tief ins Gehirn gebrannt. Durch die Wechselwirkung von auslösenden Reizen, Routinehandlungen und Belohnungen werden Gewohnheiten ein fester Bestandteil unseres Verhaltens. Beim Zähneputzen kann der auslösende Reiz das Betreten des Badezimmers am Morgen sein, gekoppelt mit einem unangenehmen Geschmack im Mund (Mundgeruch). Ohne nachzudenken, nehmen wir die Zahnbürste in die Hand und fangen an, nach einem festen, unbewussten Schema unsere Zähne zu putzen. Die Belohnung: ein frisches und sauberes Körpergefühl.

Wie Essverhalten entsteht

Kleine Kinder können es noch: Sie essen, wenn sie

Hunger verspüren, und hören auf, wenn sie satt sind. Sie reagieren somit unmittelbar auf ihre Körpersignale. Zu diesen Signalen gehört auch die angeborene Vorliebe für süße Lebensmittel, zu denen z. B. die Muttermilch gehört. Nach dem Stillen bleibt die Vorliebe für Süßes bestehen. Kleine Kinder bevorzugen süßliche Gemüsearten und auch bei den Erwachsenen ist diese Vorliebe noch vorhanden.

Im Kindes- und Jugendalter werden diese angeborenen Signale zunehmend überschattet durch anerzogene Lernerfahrungen. Dazu zählen: feste Essenszeiten, vorgegebene Essensmenge durch die Eltern, Werbung und vor allem die Gewöhnung. Kinder lernen Vorlieben, indem sie mit bestimmten Lebensmitteln ständig in Kontakt kommen, was bedeutet, dass wir solche Lebensmittel gerne mögen, die wir durch häufigeren Verzehr kennen.

Untersuchungen zeigen, dass Kinder häufig ähnliche Vorlieben und Abneigungen haben, wie ihre Eltern. Unbekannte Lebensmittel akzeptieren Kinder leichter, wenn auch die Eltern davon essen. Ab dem Kindergartenalter fangen Kinder an, sich am Essverhalten anderer Kinder und Erwachsener zu orientieren.

Ältere Kinder und Jugendliche orientieren sich später nicht mehr an den Essgewohnheiten der Eltern. Sie essen dann verstärkt das, was Gleichaltrige mögen.

Nebenbei erwähnt: Kinder verlernen ihren angeborenen Sättigungsmechanismus, wenn sie über ihren Hunger hinaus „aufessen" müssen. Daher sollten Kinder lernen, nur so viel auf den Teller zu nehmen, wie sie auch wirklich essen können, denn nachschieben geht immer.

Studie untersucht Ursachen von Übergewicht innerhalb der Familie

Übergewichtige Mädchen haben häufig auch übergewichtige Mütter. Und bei übergewichtigen Jungen leiden auch meist die Väter an Fettleibigkeit. Das liegt in den Genen – diese Aussage, die das eigene Übergewicht rechtfertigen soll, wird durch eine neue Studie infrage gestellt.

Denn englische Forscher sehen einen großen Zusammenhang zwischen übergewichtigen Mädchen und deren übergewichtigen Müttern. Dasselbe gilt für Jungen mit Übergewicht und deren übergewichtige Väter. Das Gewicht scheint sich von Mutter auf Tochter, und von Vater auf Sohn zu übertragen.

Eine Studie der medizinischen Fakultät im englischen Plymouth hat gezeigt, dass bei einem Mädchen das Risiko für Übergewicht zehnmal höher ist, wenn es eine übergewichtige Mutter hat. Dasselbe gilt für adipöse Söhne von übergewichtigen Vätern, hier war das Risiko sechsmal höher. Dagegen scheint das

Gewicht des andersgeschlechtlichen Elternteils keine Auswirkungen auf Mädchen und Jungen zu haben.

An der Studie hatten insgesamt 226 Familien teilgenommen. Über einen Zeitpunkt von drei Jahren werteten die Wissenschaftler Gewicht und Körpergröße bei Eltern und deren Kindern aus. 41 Prozent der 8jährigen Töchter von übergewichtigen Müttern waren selber übergewichtig. Im Vergleich dazu waren in der Gruppe der normalgewichtigen Mütter nur 4 Prozent der Mädchen fettleibig.

In der Gruppe mit übergewichtigen Vätern waren 18 Prozent der Jungen übergewichtig. In der Gruppe mit normalgewichtigen Vätern hingegen waren nur 3 Prozent der Jungen adipös. Eine genetische Ursache für dieses Ergebnis schließen die Autoren aus.

Vielmehr gehen die Wissenschaftler um Studienleiter Terry Wilken davon aus, dass Mädchen und Jungen ihre Mütter und Väter nachahmen, was Ernährungs- und Bewegungsgewohnheiten angeht. Daher sollten laut Studie Eltern ihr eigenes Gewicht im Interesse der Kinder im Auge behalten.

(Quelle: International Journal for Obesity)

Die Kehrseite der Gewohnheit

Gewohnheiten haben auch eine Kehrseite. Ohne dass

wir es bewusst wahrnehmen, schränken sie unsere Wahrnehmung gänzlich ein. Sie machen unflexibel, starr und blind.

Wenn uns ein Weg sehr vertraut ist, beispielsweise der zur Arbeitsstätte, gehen wir ihn jahrelang, ohne überhaupt noch wahrzunehmen, was rechts und links von uns geschieht. Und ohne uns zu fragen, ob es inzwischen vielleicht einen besseren oder schnelleren Weg gibt.

Ob wir an Übergewicht leiden, hat auch viel mit Gewohnheiten zu tun. Wie bereits erwähnt, können diese unbewusst ablaufen und resultieren mitunter auch durch unsere Essgewohnheiten aus unserer Kindheit.

Wie man sieht, haben Gewohnheiten Vor- und Nachteile. Bevor wir zur „Angst" kommen: Hier ein paar Fragen in Bezug auf Ihr persönliches (unbewusstes) Essverhalten:

(Sollten Sie mehr als drei Fragen mit „Ja" beantworten, sollte Ihnen das zu denken geben)

- Sie essen schnell, kauen ungenügend und schlucken viel zu schnell?
- Sie essen jedes Mal den Teller leer?

- Der Fernseher läuft, während Sie essen?

- In Stresssituationen brauchen Sie ständig was Süßes?

- Sie benutzen immer ein großes Glas, wenn Sie Cola oder ein anderes, kalorienhaltiges Getränk trinken?

- Sie essen immer Reste aus dem Kühlschrank zwischendurch?

- Sie backen jedes Wochenende einen Kuchen?

- Sie essen (knabbern) ständig beim abendlichen Fernsehen?

- Sie essen immer die gleiche Menge, unabhängig ob Sie Hunger haben oder nicht?

- Sie kommen an keinem Imbissstand vorbei, ohne nicht etwas zu kaufen?

Die Angst

Die Angst ist ein Grundgefühl, was in uns Menschen fest verankert ist. „Angst" kann sich in unterschiedlichen Formen ausdrücken. Auslöser können dabei Bedrohungen etwa der körperlichen Unversehrtheit, der Selbstachtung oder des Selbstbildes sein. „Angst" kann auch krankhafte Züge aufweisen. Diese bezeichnet man dann als „Angststörung". In Bezug auf die „Angst" möchte ich jedoch eine bestimmte Facette näher erläutern. Nämlich die „Angst vor der Veränderung".

Ob wir es wollen oder nicht, in uns steckt immer noch der Steinzeitmensch. Wir leben mit einem steinzeitlichen Gehirn in einer modernen und schnelllebigen Welt. Seit der Steinzeit hat sich unser Gehirn nicht sonderlich verändert, aber unsere Umwelt umso mehr.

Das Überleben unsere Vorfahren war auf viele Aspekte ausgelegt. Zum einen war das Überleben in eine Gruppe weit vorteilhafter, als wenn man alleine unterwegs war. Auch war die Berufswahl zu Anfang weitaus eingeschränkter, als es heute ist. Nämlich: Jäger und Sammler.

Ein Leben als Steinzeitmensch war natürlich nicht immer sehr leicht. Abgesehen davon, dass man ständig auf Nahrungssuche gehen musste, waren Todesfälle häufig nicht auszuschließen. Ursachen waren häufig natürliche Faktoren, wie extremes Wetter, Unfälle, Raubtiere und Infektionen.

Wie bereits erwähnt, war das Überleben in der Gruppe weitaus angenehmer, als alleine zu sein. Des Weiteren waren unsere Vorfahren auch sehr skeptische Menschen gegenüber Neuem. Für unsere

Vorfahren wäre es lebensbedrohlich gewesen, offen auf alles Unbekannte und Neue zuzugehen. Gefahren konnten überall lauern. Ein Säbelzahntiger konnte hinter einem Felsen lauern, eine Pflanze konnte hochgiftig sein und ein nicht einsehbarer, dichtbewachsener Dschungel konnte alles Mögliche an gefährlichen Tieren beherbergen.

Diese Skepsis gegenüber Neuem war für unsere Vorfahren einer der wichtigsten Faktoren, der das Überleben der Gruppe (des Stammes) sicherte. Ohne diese (gesunde) Angst wäre der Mensch schon vor Millionen von Jahren ausgestorben.

Diejenigen, die leichtfertig die Gruppen verlassen haben, haben nicht selten ihre Neugierde mit ihrem Leben bezahlt. Natürlich gab es in späteren Epochen immer wieder Außenseiter, die Neuem offen gegenüberstanden. Nur so konnte Fortschritt entstehen. Das ist aber ein anderes Kapitel und nicht der Gegenstand dieses eBooks / Buches. Mir persönlich geht es darum, dass uns bewusst sein sollte, dass diese Vermeidungstaktik unserer Vorfahren immer noch in uns zum Tragen kommt.

Die Angst vor dem Unbekannten ist in uns immer noch sehr präsent. Veränderung bedeutet, ein bekanntes Terrain zu verlassen. Veränderung kann „Gefahr" bedeuten, auch wenn es rational abwegig ist, dass wir in unserer heutigen Zeit von einem Mammut angegriffen werden könnten.

Wer kennt nicht bekannte Sätze wie:

Das geht nicht …

Das mache ich nicht …

Das macht man doch nicht …

Schuster bleibe bei deinen Leisten …

oder auch …

Lieber den Spatz in der Hand, als die Taube auf dem Dach

Die steinzeitliche Angst gegenüber Neuem (Veränderung) führt dazu, dass wir unsere Komfortzone nicht verlassen, einen inneren Widerstand gegen Neues verspüren und letztendlich unser(e) Ziel(e)(Beispiel: Abnehmen) nicht erreichen können.

Sprich: Wir stehen uns selber im Weg.

Das traurige Ergebnis ist, das wir unser unglückliches, (übergewichtiges) Leben weiterführen, in eine Opferstarre verfallen und aus Angst vor einer Veränderung in Passivität verharren. Wie bereits weiter oben beschrieben, ist die „Angst" weit vielschichtiger, als hier beschrieben. Mir ist es aber wichtig, dass Sie einen wichtigen Punkt der „Angst" verstehen, nämlich die Angst vor Veränderung.

Auch auf die Gefahr hin, mich zu wiederholen. Ohne eine Veränderung ist ein anderes Leben nicht möglich.

Albert Einstein hat es mal mit einem Satz auf den Punkt gebracht:

„Die Definition von Wahnsinn ist, immer wieder das Gleiche zu tun und andere Ergebnisse zu erwarten."

Die Gemeinsamkeiten

Überforderung, destruktive Gewohnheiten und die Angst vor Veränderung gehen selten getrennte Wege. Meist überlappen sich diese und hindern uns daran, das Leben zu führen, was wir für uns eigentlich sehnlichst erhoffen.

Auch sind die Schweregrade bei uns Menschen unterschiedlich stark geprägt. Der eine fühlt sich schnell überfordert, der andere kann seine Gewohnheiten nicht so steuern, wie er sich das wünscht und der andere besitzt eine ausgeprägte Angst vor Veränderung.

Auch wenn die Ausprägungen unterschiedlich sind, haben alle drei eines gemeinsam. Wir treten auf der Stelle und kommen keinen Schritt weiter.

Der Wunsch und das Ziel sind da, aber die zu überwindende Mauer ist einfach zu hoch. Gefühle wie Selbstaufgabe, Frust mit einem kleinen Hang von Depression liegen dann nicht allzu fern.

Man kann mit unterschiedlichen Taktiken an die Erfolgsverhinderer (Überforderung, destruktive Gewohnheiten und Angst vor Veränderung) rangehen. Gehen Sie in eine Buchhandlung, werden Sie mit Ratgebern nahezu überschüttet oder wenn Sie googeln, werden Sie mit Informationen geradezu bombardiert.

Aber ich möchte es Ihnen leicht machen. Ich möchte Ihnen eine einfache Möglichkeit zeigen, wie Sie die Erfolgsverhinderer in die Schranken weisen können. Ich zeige Ihnen, wie Sie es mit einfachen Schritten schaffen können, endlich Ihr persönliches Wunschgewicht zu erreichen.

Und dreimal dürfen Sie raten wie … mit Kaizen.

Gehen wir über zu Teil 2…

Teil 2

Wie Kaizen funktioniert

„Auch der längste Marsch beginnt mit einem Schritt" Laotse

Wie bereits beschrieben, entstammt das Wort „Kaizen" der japanischen Kultur und setzt sich aus zwei japanischen Wörtern zusammen. „Kai" für „Veränderung" und „Zen" für „zum Besseren".

Also, Kaizen ist das Streben nach kontinuierlicher Veränderung und Verbesserung.

Wir haben erfahren, dass die Angst vor Veränderung physiologisch fest in unserem Gehirn verankert ist. Und wenn diese die Oberhand gewinnt, kann sie Kreativität, Erfolg und Veränderung blockieren.

Unser Gehirn ist geradezu ein Wunderwerk

Es besteht aus 3 Gehirnteilen. An der Basis befindet sich das sogenannte Stammhirn. Das Stammhirn ist ca. fünfhundert Millionen Jahre alt und wird oft auch als Reptiliengehirn bezeichnet. Es steuert den Herzschlag und ist dafür verantwortlich, dass wir abends einschlafen und morgens aufwachen.

Über dem Stammhirn befindet sich das Mittelhirn.

Das Mittelhirn ist ca. dreihundert Millionen Jahre alt und wird auch als Säugetierhirn benannt. Es reguliert die Körpertemperatur, ist der Sitz der Emotionen und steuert die Kampf- oder Fluchtreaktion.

Der dritte Teil ist die sogenannte Hirnrinde. Sie umschließt die anderen Teile des Gehirns. Es ist der Sitz unseres rationalen Denkens und der kreativen Impulse. Dieses dreiteilige Gehirn kann uns oft in unserem Vorhaben einen Strich durch die Rechnung machen. Wollen wir abnehmen, dann ist dafür der rationale Teil (Hirnrinde) verantwortlich. Plötzlich, ohne dass es uns richtig bewusst wird, haben wir die ganze Tafel Schokolade weggeputzt.

Das kommt daher, dass der Wunsch nach einer Veränderung, oft durch das Mittelhirn (Säugetierhirn) blockiert wird. Verantwortlich dafür ist die Kampf- oder Fluchtreaktion. Diese setzt ein, wenn unmittelbar eine Gefahr droht. Diese Reaktion ist äußerst sinnvoll, denn wenn wir in Lebensgefahr geraten, dann werden Funktionen wie rationales und kreatives Denken heruntergefahren, während die körperlichen Fähigkeiten, um zu kämpfen oder schnell wegzurennen, nach oben gefahren werden. Dieses äußerst wirkungsvolle System ist verantwortlich, das wir bei Gefahr am Leben bleiben.

Das eigentliche Problem ist jedoch, dass die Kampf- oder Fluchtreaktion auch dann immer Alarm schlägt, wenn wir unser sicheres, anerzogenes Routineverhalten aufgeben wollen.

Einfach dargestellt:

Ziel (Abnehmen) -> Angst / Unbehagen / Überforderung -> Kampf- oder Fluchtreaktion wird aktiviert -> Zugang zum rationellen Teil des Gehirns wird blockiert -> Versagen

Natürlich gibt es auch Menschen, die ihre Angst vor Veränderung in positive Gedanken bzw. positive Emotionen umwandeln können, nach dem Motto: Je größer die Herausforderung und je größer die Veränderung, desto motivierter wird diese Person. Keine Frage, aber für andere gilt: Große Ziele sind gleichbedeutend mit großer Angst.

„Kaizen", der Undercover-Agent

Kaizen wird angewendet, indem man kleine Schritte der Veränderung unternimmt.

Sprich: „Kaizen" überlistet das Gehirn, indem es sich auf Zehenspitzen am Mittelhirn vorbeischmuggelt.

Hier ist es wichtig, dass man kleine, leichte Schritte unternimmt, um sein eigentliches Ziel zu erreichen.

Während meiner Ausbildung fragte uns eines Tages

der Dozent: „Wie isst man einen Elefanten?"

Der Dozent bekam ratlose Gesichter zu sehen. Vielleicht kennen Sie die Antwort?

Nämlich: *„Stück für Stück"*.

Nun steckt in dieser Frage eine Binsenweisheit, die jedem von uns jetzt klar sein dürfte: Große Aufgaben und Anforderungen lassen sich am Besten bewältigen, wenn wir sie in kleine, handliche Einzelschritte aufteilen.

Ein Beispiel:

Das Aufräumen von 10 herumliegenden Büroklammern in einem chronisch unaufgeräumten Bürozimmer führt dazu, dass Sie sich in Undercover-Manier am Mittelhirn vorbeimogeln, sodass dieses keinen Alarm schlägt.

Wenn Sie diese kleinen Schritte jetzt fortsetzen, fängt das Gehirn an, neue neuronale Nervenverbindungen zu entwickeln und eine neue Gewohnheit entsteht. Bald wird der Widerstand durch die Veränderung merklich schwächer.

Mit „Kaizen" können Sie die Angst und die Überforderung besiegen, indem Sie mit kleinen Schritten beginnen.

Ein weiteres Beispiel:

Wenn Sie schon immer ein Buch schreiben wollten, aber an die vielen Seiten, Inhaltsangabe, Impressum, Cover, Lektorat, Recherchieren, Quellenangaben usw. denken, dann schreit es regelrecht danach, hier „Kaizen" anzuwenden. Nehmen Sie ein Blatt Papier (oder öffnen Sie Word auf ihrem Rechner) und notieren den Titel des Buches und Ihren Namen als Autor auf das Stück Papier. Fertig. Am nächsten Tag schreiben Sie drei Überschriften Ihres Kapitels auf Seite 2 usw.

Ein weiteres Beispiel:

In einem Interview sagte mal ein Selfmade-Millionär:

„Als ich Student war, habe ich mein Studium durch das Schreiben von dicken Sachbüchern (+/- 500 Seiten) finanziert."

Als der Interviewer nachhakte, wann er denn Zeit gehabt habe, zu schreiben, antwortete dieser:

„Ich habe jeden Abend 20 Seiten geschrieben."

Einfach dargestellt:

Kleine Ziele / Schritte -> Angst wird unterwandert -> Zugang zu Großhirnrinde ist frei -> Erfolg

Sie könnten jetzt einwenden, dass das Ganze nicht ein bisschen übertrieben sei. Ich behaupte „Nein". Besser übertrieben klein anfangen, als überhaupt nicht anfangen.

Bevor wir hier etwas in die Tiefe gehen, machen wir einen kurzen Ausflug in …

Die „Kaizen"-Werkzeugkiste oder stellen Sie kleine Fragen

Stellen Sie Ihrem Ehemann, Ihrer Ehefrau, wenn sie heute Abend gemeinsam im Bett liegen, mal folgende Frage: „Welche Farbe hatten heute meine Socken?"

Wenn man schon ziemlich lange gemeinsam wohnt, fallen solchen kleinen und nichtssagenden Details schon lange nicht mehr so ins Gewicht. Wiederholen Sie die gleiche Frage nun die nächsten 3 Tage lang. Mit hundertprozentiger Sicherheit wird Ihr Partner spätestens am 4. Tag, haargenau sagen können, welche Farbe Ihre Socken heute gehabt haben.

Dieses Phänomen haben wir dem Hippocampus zu verdanken. Der Hippocampus ist ein Hirnteil, was am Säugetierhirn gelegen ist. Dieser hat mitunter die Aufgabe, Informationen zu speichern, die in Form einer ständigen Wiederholung erfolgt.

Ihr Gehirn wird durch Fragenstellung angerregt. Das Gehirn will regelrecht beschäftigt werden. Es nimmt Fragen euphorisch auf und wendet diese hin und her, bis es eine Antwort hat. Wichtig ist, dass wir unterscheiden müssen zwischen (einzelnen) Fragen und Anweisungen.

Wer kennt das nicht: Man möchte abnehmen und der

Hausarzt oder der Trainer gibt uns Anweisungen, wie abnehmen funktioniert. Wir sollen: Viel Gemüse essen, wenig Obst verzehren, auf die richtigen Fette achten, viel Wasser trinken und natürlich regelmäßig Sport treiben.

Auch wenn die Anweisungen allesamt richtig sind, haben diese anscheinend nicht den Erfolg, den man normalerweise anstrebt. Das belegen Studien, die zeigen, dass die Anzahl der Fettleibigen weltweit rapide anwächst.

Was wäre, wenn man sich in Bezug aufs Abnehmen selber eine Frage stellen würde?

Zum Beispiel:

Wie könnte ich meinen Essensplan verändern?

Wie könnte ich es schaffen, mehr zu trinken?

Wie könnte ich in meinen Alltag ein paar Minuten Sport unterbringen?

Wichtig ist, sobald Sie sich eine Frage gestellt haben, keine Antwort zu erzwingen. Lassen Sie Ihr Gehirn mit dieser Frage spielen. Sie werden mit Sicherheit eine Antwort bekommen. Spätestens unter der Dusche ;-).

Eine sehr gute Bekannte von mir trank generell viel zu wenig. Sie stellte sich selber die Frage, wie sie es schaffen könnte, mehr Wasser zu trinken.

Die Antwort hatte sie am nächsten Tag beim Frühstück. Da sie von zuhause arbeitete, kam ihr die Idee, im ganzen Haus mindestens 5 volle Gläser zu verteilen. So hatte sie, egal wo sie sich im Haus gerade befand, immer die vollen Gläser vor Augen und war so gezwungen, diese auch leer zu trinken.

Mit Fragen an der Angst vorbei

Mit einer Frage geben wir uns selber keine direkten Anweisungen. Wenn wir eine Frage stellen, gehen wir keine persönliche Verpflichtung ein. Eine Frage ist am Anfang immer was Unverbindliches. Stellt man sich selber behutsam eine Frage, bleibt die „Kampf oder Fluchtreaktion" außen vor, denn Fragen sind in der Regel zunächst keine Bedrohung. Wichtig ist, dass es sich hierbei um eine kleine Frage handeln sollte. Klein und einfach gestrickt.

Hier einige Beispiele:

Wie schaffe ich es, morgens 5 Minuten früher aufzustehen?

Wie kann ich meine Schulden um 20,- Euro im Monat reduzieren?

Wie kann ich ohne Druck und Stress 1 Kilo abnehmen?

Wenn Sie eine Frage oft genug stellen, wird Ihr Gehirn, etwas zeitversetzt, die dazu passende Antwort liefern. Wichtig ist hierbei, dass Sie Ihrem Gehirn Zeit lassen. Druck wird hierbei nichts bringen, denn Druck erzeugt in der Regel immer Gegendruck.

Sobald Ihr Gehirn eine Antwort geliefert hat, ist es wichtig, dass Sie diese nicht gleich verwerfen, falls die Antwort Ihnen auf Anhieb nicht gefällt. Die Antwort als solche sollten Sie erstmal so annehmen. Überlegen Sie in Ruhe, in wieweit diese Lösung für Sie akzeptabel ist und gehen Sie dabei rational vor. Emotionen lassen Sie zunächst außen vor. Wenn eine mögliche Lösung nicht infrage kommt, dann können Sie diese ad acta legen.

Wenn eine mögliche Antwort infrage kommt, diese aber nicht ganz so stimmig ist, dann können Sie die mögliche Lösung evtl. herunterbrechen.

Was meine ich damit?

Lassen Sie mich es mit einem Beispiel verdeutlichen:

Beispiel:

Sie haben eine überwiegend sitzende Tätigkeit. Sie

fahren jeden Morgen mit der Bahn zur Arbeit. Ihr Ziel (Ihr persönlicher Wunsch) wäre es, bedingt durch die viele Sitzerei, sich mehr zu bewegen. Ein Fitnessstudio oder ein Sportverein kommt für Sie erstmal nicht infrage.

Also stellen Sie sich folgende Frage:

Wie bekomme ich mehr Bewegung in mein Leben? 10-15 Minuten am Tag wären zunächst akzeptabel. Zeitversetzt liefert ihr Gehirn folgende Lösung:

„Besorge dir einen Hund."

Ok, nüchtern betrachtet ist das keine gute Idee. Bedingt durch den Fulltime-Job und dadurch, dass Sie momentan alleine Leben, kommt diese Lösung zunächst nicht infrage. Etwas später die nächste Antwort:

„Jeden Tag zur Arbeit laufen."

Diese Antwort passt schon eher zu Ihnen. Dennoch, die Arbeitsstätte ist ca. 10 Kilometer entfernt. Der Aufwand, vor allem zeitlich, wäre einfach viel zu groß. Jetzt fangen Sie an, die Antwort runterzubrechen.

Was wäre, wenn Sie zwei Haltestellen vorher aussteigen. Dann hätten Sie gute 10 Minuten zu laufen, ehe

Sie an ihrer Arbeitsstätte ankommen. Ohne Stress und ohne Hektik. Hört sich gut an.

Perfekt. Ich fange gleich morgen an.

Negative Fragen und ihre Auswirkungen

Die Kraft der Fragen ist ein ungeheuer mächtiges Werkzeug, wenn man diese richtig nutzt. Aber – Fragen können auch selbstzerstörerisch genutzt werden. Bewusst, wie auch unbewusst. Gerade Menschen mit Übergewicht haben in der Regel kein positives Selbstbild von sich. Nicht selten hört man sie über sich selbst sagen:

Warum bin sich nur so dick?

Warum bin ich so hässlich?

Warum habe ich so hässliche, dicke Beine?

Warum habe ich nur so einen dicken Hals?
usw.

Diese negativen Fragen verfolgen letztendlich nur ein Ziel. Sich selbst abzuwerten. Erwarten Sie von solchen Fragen auch keine positive Rückmeldung, treu nach dem Motto: Wie es in den Wald hineinschallt, so schallt es auch wieder heraus.

Solche Fragen sind destruktiv, lähmend und demotivierend. Solche negativen Fragen fügen Ihnen mehr Schaden zu, als es sein muss.

Wie kann man negative, abwertete Fragen umgehen?

Ganz einfach. Wenn Sie den Hang dazu haben, sich ständig mit negativen Fragen zu beschimpfen, dann probieren Sie mal Folgendes aus:

Nehmen Sie sich ein Blatt Papier und notieren Sie sich folgende zwei Fragen:

Frage 1: „Was gibt es heute, was ich an mir mag?"

Beispiel: Heute ist mir die Frisur toll gelungen.

Frage 2: „Was habe ich heute getan, was mir sehr gut gelungen ist?"

Beispiel: Hatte ein tolles Telefongespräch mit meiner Mutter gehabt.

Kaizen-Tipp:

Stellen Sie sich diese beiden Fragen täglich und schreiben Sie diese in ein Heft. Egal wie geringfügig die Antwort ausfällt, schreiben Sie die positiv-formulierten Antworten auf. Am Ende der Woche werden Sie erstaunt sein, wie viele positive Antworten Sie gesammelt haben. Sie werden überrascht sein, welche Auswirkungen das auf Sie haben wird.

Probieren Sie es aus ...

Das Kernstück von „Kaizen"

Wir haben gelernt, dass wir in vielen Bereichen besser klarkommen, wenn wir uns selber kleine Fragen stellen. Eine an uns selbst gestellte Fragerunde ist ein wichtiges Fundament, um eine Veränderung in unserem Leben herbeizuführen. Aber, Sie können sich so viele Fragen stellen, wie Sie möchten, letztendlich müssen Sie ins Handeln kommen. Ohne eine konkrete Handlung wird sich nichts verändern.

Da Sie ja jetzt mit „Kaizen" vertraut sind, wissen Sie, dass Sie am Besten mit sehr kleinen Schritten beginnen sollten. Fangen Sie so klein an, dass Ihnen das seltsam vorkommt, sogar komplett bescheuert. Spielt alles keine Rolle, denn Sie fangen ja an.

Ich gebe Ihnen ein paar Beispiele:

Eine neue Fremdsprache lernen

Merken Sie sich pro Tag ein Wort. Nebenbei erwähnt: 250 Wörter bilden den inneren Kern einer Sprache, ohne den man keine Sätze bilden kann.

Gesund schlafen (ca. 8 Stunden)

Stehen Sie morgens 5 Minuten später auf, oder gehen Sie abends 5 Minuten früher ins Bett.

Schreibtisch in Ordnung halten

Räumen Sie Ihren Schreibtisch 5 Minuten auf. Stellen Sie sich dafür eine Stoppuhr.

Sie möchten sich mehr Bewegen

Laufen Sie jeden dritten Tag eine Runde ums Haus.

Ihre Steuererklärung machen

Machen / bearbeiten Sie in der Woche eine Seite.

Ihre Wohnung ausmisten

Pro Tag entfernen Sie einen Gegenstand.

Mit dem Rauchen aufhören

Rauche Sie eine halbe Zigarette weniger als sonst.

Ein Buch schreiben

Schreiben Sie in der Woche eine halbe Seite.

Für diejenigen, die Kaizen nicht kennen, mögen diese Maßnahmen etwas seltsam vorkommen. Lassen Sie sich aber davon nicht beirren.

Sie brauchen sich nur ins Gedächtnis zu rufen, wie

schmerzhaft die Erfahrung war, als Sie versucht haben, innerhalb von 8 Wochen 10 Kilo abzunehmen. Sämtliche Widerstände, Hindernisse und der Stress, der damit verbunden war. Und dann das Gefühl, als Sie aufgeben mussten, weil Sie schlicht überfordert waren.

Wie ich bereits erwähnt habe, ist die Gefahr relativ groß, dass Sie, wenn Sie von heute auf morgen radikal abnehmen möchten, mit einem solchen Unterfangen Ihre Zweifel und Ängste in Ihnen wachrufen. Ihr Gehirn wird dann mit Stress reagieren und Sie werden Gefahr laufen, dass Ihr Handeln und die dazugehörige (positive) Energie im Keim erstickt werden.

Kleine Schritte kosten nicht viel Zeit und Energie und diese Maßnahmen sind auch für diejenigen von Vorteil, die mit einer geringen Willenskraft ausgestattet sind.

Mit „Kaizen" überlisten Sie geschickt Ihr Gehirn, sodass es denkt:

Diese kleine Veränderung ist keine große Sache …

Hier laufe ich nicht Gefahr zu scheitern …

Hier gibt es bei Weitem keine Überforderung …

Kein Grund zur Panik, ist alles gut …

Nochmals: Indem Sie die angeborene Angstreaktion durch die kleinen Schritte der Veränderung unterwandern, sind Sie in der Lage, eine dauerhafte Angewohnheit zu etablieren.

Diese neue Angewohnheit bestimmt zukünftig, wie Sie handeln, und ist letztendlich auch für das (End)Ergebnis verantwortlich. Das Einzige, was Sie mitbringen müssen, ist Geduld.

Abnehmen, Kaizen und Geduld

Wenn Sie mit Kaizen Ihre lästigen Pfunde loswerden wollen, sollten Sie sich über eins im Klaren sein. Sie benötigen, wie bereits mehrfach erwähnt, Geduld.

Die Kaizen-Diät ist keine Crash-Diät und ermöglicht es Ihnen auch nicht, innerhalb einer kurzen Zeitspanne, massig an Kilos zu verlieren. Die Kaizen-Methode kann, wenn Sie diese anwenden, ein sehr mächtiges Werkzeug sein und wie Sie es vielleicht bemerkt haben, geht diese Methode weit über das Abnehmen hinaus.

Sie können „Kaizen" für alles nutzen, was Ihnen am Herzen liegt.

Sie möchten einen neuen Job … **Kaizen**

Sie wollen mehr Geld verdienen … **Kaizen**

Sie möchte Ihre Beziehung verbessern … **Kaizen**

Sie möchte eine schönere Wohnung … **Kaizen**

Kaizen kann Ihnen helfen, all dies Schritt für Schritt zu erreichen. Vorausgesetzt Sie wenden die in diesem Buch beschrieben Regeln an. Wenn Sie mit Kaizen abnehmen möchten, müssen Sie den Zeitfaktor miteinkalkulieren. In einem späteren Kapitel verrate ich Ihnen, wie Sie die Zeit ein wenig komprimieren können. Doch dazu später mehr.

Also, Kaizen funktioniert, haben Sie Geduld und überstürzen Sie die Sache nicht. Wenn Sie in der Lage sind, diese Eigenschaft kontinuierlich beibehalten zu können, werden Sie am Ende mit Ihrem Wohlfühlgewicht belohnt.

Kaizen-Diät: kleine Schritte gleich magere Ergebnisse?

Die Methode der kleinen Schritte kann, abhängig davon, was für ein persönliches Ziel Sie verfolgen, unterschiedlich Auswirkungen haben.

Beispiel:

Wenn Sie mehr Ordnung in Ihrem Haushalt haben möchten, kann die Kaizen-Methode Ihnen da einen sehr guten Dienst erweisen. Wenn Sie sich täglich nur 10 Minuten Zeit nehmen, sämtliche umherliegenden Gegenstände (Spielsachen, Bürokram, Klamotten usw.) wegzuräumen, sind Sie Ihrem Ziel, eine ordentliche Wohnung zu haben, schon ziemlich nahe gekommen.

Wenn Sie jedoch 10 Kilo und mehr verlieren möchten, kann die Kaizen-Methode Ihnen helfen, dass Sie irgendwann zum nächsten Schritt übergehen müssen. Von Schritt 1 zu Schritt 2, dann von Schritt 3 auf Schritt 4 usw. Keine Sorge, der nächste Schritt erfolgt in der Regel übergangslos und das Witzige an der ganzen Sache ist, dass Sie selbst der Auslöser sind.

Ich möchte Ihnen das an einem Beispiel verdeutlichen, was genau ich meine.

Susanne möchte 10 Kilo verlieren. Da sie drei Kinder und einen Teilzeitjob hat, ist sie im Alltag ziemlich eingespannt. Sind die Kinder in der Schule, geht sie ihrem Job nach. Nachmittags ist Susanne für ihre Kinder da (Hausaufgaben, Spielen usw.), bis diese abends im Bett liegen. Da ihr Mann spät von der Arbeit nachhause kommt, möchte sie die restliche Zeit, bevor beide ins Bett gehen, mit ihrem Mann verbringen.

An mehreren Diäten hatte sie sich bereits krampfhaft versucht. Doch sämtliche Diäten erwiesen sich im nach hinein als sehr alltagsuntauglich. Genau diese Alltagsuntauglichkeit war auch immer der Grund, warum sie eine Diät am Schluss abgebrochen hat. Da sie wusste, dass Abnehmen nur dann funktioniert, indem man seine Ernährung umstellt und mehr Bewegung in sein Leben bringt, kam sie zu folgender Erkenntnis.

Die Ernährung umzustellen war für sie zunächst keine Option. Das wäre auch mit dieser Rasselbande und dem verwöhnten Ehemann in puncto „Essen" gar nicht möglich. Aber sie könnte sich vorstellen, mehr Sport zu treiben. Bedingt durch ihren hektischen Alltag fand sie zunächst keine passende Lösung. Fitness-Studio oder Verein? Unmöglich.

Unglücklich und frustriert über ihre Situation entdeckte sie die Kaizen-Methode.

Sie begann daraufhin, die Kaizen-Methode anzuwenden und stellte sich dabei folgende einfache (kleine) Frage:

„Wie bekomme ich 10 Minuten mehr Bewegung in mein Leben?"

Die Antwort bekam sie am nächsten Tag beim Kochen. Da sie eigentlich unheimlich gerne spazieren geht, kam ihr folgende Idee. Sie würde jeden Tag eine Runde um das Haus laufen. Gesagt, getan. Am gleichen Tag drehte sie eine Runde um das Haus. Zeitaufwand: knappe 10 Minuten.

Diese eine Runde ums Haus mag im ersten Augenblick nicht viel sein, aber es war auf jeden Fall ein Anfang. Wichtig war vor allem die Einsicht, dass sie gemerkt hat, dass Bewegung in ihrem hektischen Alltag möglich war, auch wenn sich in den nächsten Tagen auf der Körperwaage nichts bewegte.

Nach ein paar Wochen kam ihr spontan die Idee, zwei Runden zu laufen. Da sie mittlerweile auch anfing zügiger zu laufen, benötigte sie jetzt für die zwei Runden nur knappe 15 Minuten.

Mittlerweile war das tägliche Laufen zur Routine geworden. Gedanklich gab es nie einen Widerstand und durch die 15 Minuten konnte sie auch nicht von einer Überforderung sprechen.

Eines Tages kam ihr die Idee, während des Spazierganges um das Haus, ihr Handy mitzunehmen und währenddessen sie lief, sich ein Hörbuch über Kopfhörer anzuhören. Diese Idee setzte sie auch hochmotiviert um, und merkte dabei, das das Hören des Hörbuches (bedingt durch die spannende Geschichte) sie regelrecht (positiv) Zwang eine dritte Runde zu laufen.

Zeitaufwand: 20 Minuten.

Das tägliche Laufen war ihr mittlerweile, im wahrsten Sinne des Wortes, ins Blut übergelaufen. Hin und wieder lief sie auch zum Einkaufen oder teilweise zur Arbeitsstätte. Stress, Überforderung und negative, destruktive Stimmen kamen nie auf.

Als sie eines Tage die Summe der wöchentlichen Laufzeit notierte, war sie sichtlich erstaunt. Ohne es bemerkt zu haben, hatte sie der Empfehlung der Gesundheitsexperten Folge geleistet und kam auf 30 Minuten pro Tag an Bewegung.

Nach 3 Monaten hatte sie bereits 4 Kilo verloren.

Kleine Schritte bewirken, dass man seine eigene Angst beruhigt und durch kleine Handlungen neue Gewohnheiten ausbildet. Das benötigt Vertrauen und Optimismus.

In unserer Gesellschaft gilt das Motto: schneller, härter, besser. Für einige Menschen mag diese Aussage vielleicht zutreffen, aber nicht alle sind so gestrickt.

Mit der Kaizen-Methode werden Sie mit Sicherheit überschüssige Pfunde verlieren. Das mag zwar Geduld erfordern, aber wir sollten darauf vertrauen, dass wir mit diesen kleinen Maßnahmen, unsere mentalen Widerstände (und davon gibt es reichlich) überwinden können. Wir haben über den Zeitplan der Veränderung keine Kontrolle, aber wir können mit Sicherheit sagen, dass die angestrebte Veränderung kommen wird.

Kleine Veränderung, große Wirkung

Gerade in puncto „Gesundheit" belegen Studien, dass bereits durch eine kleine signifikante Veränderung in unserer Lebensführung dies große Wirkung auf unsere Gesundheit haben kann.

Jede Bewegung ist wichtig. Und jede Bewegung fängt im Alltag an. Eine amerikanische Studie der Mayo Klinik Rochester im US-Bundesstaat Minnesota legt nahe, dass die Häufigkeit ganz alltäglicher Betätigungen den Ausschlag dafür gibt, ob jemand schlank oder eher dick ist. Bereits durch sogenannte kleine Bewegungseinheiten (über den Tag verteilt) kommt es in der Summe sehr schnell zu Energieumsätzen, die bereits gesundheitsrelevante, körperliche Impulse setzt.

Eine Studie der Adelphi-Universität zeigt, dass Menschen die 4-mal in der Woche 4 Minuten auf einem Laufband liefen, eine höhere Sauerstoffaufnahme um knapp 10 Prozent verzeichnen konnten. Übrigens: Das gleiche Ergebnis galt auch für Probanden, die täglich 20 Minuten trainierten.

Ich könnte hier noch weitaus mehr Studie aufzeigen, aber ich denke, Sie merken, auf was ich hinausmöchte.

Die Kaizen-Diät in der Praxis

Alles, was Sie wissen müssen, haben wir in den vorangegangen Kapiteln ausführlich erörtert.

Im dritten Teil dieses Buches möchte ich Ihnen ein paar Anregungen mit auf den Weg geben, welche kleinen Schritte möglich sind, um Ihre lästigen Pfunde loszuwerden.

Sehen Sie die Auflistung als eine mögliche (grobe) Anregung, um mit der Kaizen-Diät schnellstmöglich zu beginnen. Am Schluss von Teil 3 werde ich dazu noch ein paar Worte verlieren.

Das nächste Kapitel habe ich in zwei Teile untergliedert. **Teil 1 „Ernährung"** und **Teil 2 „Fitness und Bewegung"**

Bevor es aber losgeht, möchte ich Ihnen noch zwei wichtige Dinge mit auf den Weg geben …

Was bedeutet eigentlich das Wort „Diät"?

Das Wörtchen „Diät" hat in unserer heutigen Gesellschaft generell keinen guten Stand und das nach meiner Meinung völlig zu Unrecht. Warum, das möchte ich Ihnen mit diesem Leitsatz erläutern.

Was bedeutet eigentlich Diät?

Hierbei gibt es unterschiedliche Sichtweisen, die ich hier mal kurz auflisten möchte.

Sichtweise I

Wenn der Volksmund „Diät" sagt, meint er meist eine mehr oder weniger kurzfristige Maßnahme, um lästige Pfunde (ohne viel zu tun) loszuwerden. Natürlich soll so eine Diät schnell wirken und nicht allzu lange dauern. Das Ergebnis nach einer Eier-Diät kennen wir alle.

Warum? Weil man nach einer Diät mehr wiegt als zu Anfang. (Jo-Jo-Effekt)

Sichtweise II

Wenn ein Arzt oder Therapeut „Diät" sagt, meint er meist eine Ernährungs- und Lebensweise, die auf die

Behandlung einer bestimmten Krankheit (Fettsucht, Diabetes usw.) abzielt. Sehr trocken, sehr steif und sehr medizinisch und leider auch hier nicht immer von Erfolg gekrönt.

Sichtweise III

Wenn die alten Griechen „Diät" sagten, meinten sie einfach eine gesunde Lebensweise.

Punkt.

Alle wichtigen Faktoren des Lebens sollten darauf ausgerichtet sein, dass sie der Gesundheit des Einzelnen zugutekommen. Dazu gehören neben Essen und Trinken natürlich auch Bewegung, seelisches Wohlbefinden usw.

Sprich: Gesundes Essen, Bewegung und das Ganze mit der richtigen geistigen, spirituellen Einstellung sind die drei tragenden Säulen, um langfristig sein Wunschgewicht zu halten.

Also, was spricht dagegen, die Sichtweisen der alten Griechen zu übernehmen und zu sagen:

Ja, ich mache eine Diät mit der Sichtweise, sämtliche Elemente (Essen, Bewegung und geistige Einstellung) ins eigene Leben zu integrieren.

Fazit:

Wenn Sie erfolgreich und vor allem dauerhaft abnehmen möchten, sollten Sie sich im Klaren sein, dass ohne eine gravierende Veränderung Ihrer momentanen (Lebens-) Situation nichts passieren wird.

Machen Sie eine Diät, verändern Sie Ihre Lebensumstände und Sie werden spüren, wie Ihr Körper maßgeblich nachzieht. Kommen Sie ins Handeln und verlieren Sie keine Zeit, denn das Leben ist viel zu kurz ...

Die 72-Stunden-Regel

Die 72-Stunden-Regel besagt:

Wenn man sich etwas vornimmt, sollte man innerhalb von 72 Stunden den ersten Schritt getan haben, da sonst die Chance nur 1 % beträgt, dass man das Vorhaben überhaupt ausführt.

Wenn Sie sich also etwas vornehmen, dann fixieren Sie es schriftlich und „machen Sie den ersten Schritt" in den folgenden 3 Tagen, um Ihr Vorhaben zu realisieren. Nutzen Sie Ihre Motivation, etwas zu tun bzw. etwas zu verändern und schieben Sie es nicht hinaus. Wie man seine Ziele (oder das Ziel: Abnehmen) richtig schriftlich fixiert, werden wir uns später näher ansehen.

Noch einmal: Alles, was Sie nicht innerhalb von 72 Stunden begonnen haben, wird mit an Sicherheit grenzender Wahrscheinlichkeit nie umgesetzt.

Dabei müssen Sie das, was Sie tun wollen, innerhalb dieser Zeit noch nicht zum Ende bringen. Vielmehr ist der erste Schritt das Wichtigste!

IHRE AUFGABE:

3 Fragen helfen Ihnen, den ersten Schritt auch wirk-

lich umzusetzen …

- Wer macht was?

- Was muss getan werden?

- Bis wann muss es getan werden?

Wenn Sie sich diese 3 Fragen beantworten, kommen Sie direkt ins Handeln. Dies gilt für Ihre privaten sowie auch Ihre beruflichen Vorhaben und Entscheidungen.

Fangen Sie heute mit der **Kaizen-Diät** an

Teil 3

5 Ernährungsmethoden für die Kaizen-Diät

1

Schritt 1:

Essen Sie an zwei Tagen der Woche abends keine Kohlenhydrate.

Schritt 2:

Essen Sie an vier Tagen der Woche abends keine Kohlenhydrate.

Schritt 3:

Überlasse ich Ihnen.

2

Schritt 1:

Lassen Sie an einem Tag der Woche 1 Mahlzeit ausfallen (Dinner-Cancelling).

Schritt 2:

Lassen Sie an zwei Tagen der Woche 1 Mahlzeit ausfallen (Dinner-Cancelling).

Schritt 3:

Überlasse ich Ihnen.

3 (a)

Wenn Sie abends gerne Schokolade und Chips knabbern…

Schritt 1:

An zwei Tagen der Woche die Menge halbieren.

Schritt 2:

An vier Tagen der Woche die Menge halbieren.

Schritt 3:

Überlasse ich Ihnen.

3 (b)

Wenn Sie abends gerne Schokolade und Chips knabbern…

Schritt 1:

An zwei Tagen der Woche Schokolade und Co. durch eine Handvoll Nüsse oder Apfel ersetzen.

Schritt 2:

An vier Tagen der Woche Schokolade und Co. durch eine Handvoll Nüsse oder Apfel ersetzen.

Schritt 3:

Überlasse ich Ihnen.

3 (c)

Wenn Sie abends gerne Schokolade und Chips knabbern…

Wenn Sie a und b erfolgreich gemeistert haben, übergehen zu Punkt 2.

4

Schritt 1:

Ersetzen Sie eine Mahlzeit (in der Woche) durch einen selbst gemachten grünen Smoothie.

Schritt 2:

Ersetzen Sie 3 Mahlzeiten (in der Woche) durch einen selbst gemachten grünen Smoothie.

Schritt 3:

Überlasse ich Ihnen.

5

Beilagen wie Nudeln, Kartoffel und Reis habe eine hohe Energiedichte. Daher ...

Schritt 1:

Ersetzen Sie eine Beilage (pro Mahlzeit / Woche) durch Gemüse.

Schritt 2:

Ersetzen Sie 3 Beilagen (pro Mahlzeit / Woche) durch Gemüse.

Schritt 3:

Überlasse ich Ihnen.

5 Bewegung / Fitness-Tipps für die Kaizen-Diät

1

Schritt 1:

Laufen Sie täglich eine Runde um das Haus.

Schritt 2:

Laufen Sie täglich 3 Runden um das Haus.

Schritt 3:

Überlasse ich Ihnen.

2

Schritt 1:

Laufen Sie täglich vor dem Fernseher 5 Minuten zügig auf der Stelle.

Schritt 2:

Laufen Sie täglich vor dem Fernseher 10 Minuten zügig auf der Stelle.

Schritt 3:

Überlasse ich Ihnen.

3

Schritt 1:

Laufen Sie den letzten einen Kilometer zu Ihrer Arbeit zu Fuß.

Schritt 2:

Laufen Sie die letzten zwei Kilometer zu Ihrer Arbeit zu Fuß.

Schritt 3:

Überlasse ich Ihnen.

4

Schritt 1:

Täglich 5 Minuten freie Körperübungen (Sit-Ups, Kniebeuge, Liegestütze usw.).

Schritt 2:

Täglich 10 Minuten freie Körperübungen (Sit-Ups,

Kniebeuge, Liegestütze usw.).

Schritt 3:

Überlasse ich Ihnen.

Tipp: Auf „YouTube" gibt es dazu zahlreiche, kostenfreie Videos.

5

Schritt 1:

Treten Sie einem Fitness-Studio / Verein bei und trainieren Sie dort 1-mal á 20 Minuten.

Schritt 2:

Treten Sie einem Fitness-Studio / Verein bei und trainieren Sie dort 1-mal á 35 Minuten.

Schritt 3:

Überlasse ich Ihnen.

Hinweis:

Diese 10 möglichen Methoden sollten Ihnen als Anregung dienen. Wichtig ist hierbei, dass Sie die o. g. Methoden oder Ihre persönlichen Schritte, nicht vorschnell negativ beurteilen.

Tipp:

Wenn Sie möchten, können Sie auch zwei Schritte miteinander kombinieren.

Beispiel:

1) **Schritt 1:**

Essen Sie an zwei Tagen der Woche abends keine Kohlenhydrate.

und

3) **Schritt 1:**

Laufen Sie den letzten einen Kilometer zu Ihrer Arbeit zu Fuß.

Achten Sie darauf, wenn Sie mit dem Gedanken spielen, wie Sie gefühlsmäßig auf diese Möglichkeit reagieren. Sollten Sie ein **Unbehagen** spüren, dann lassen Sie eine mögliche Kombination vorerst aus.

Nachwort

Bevor ich ein paar abschließende Worte verlieren werde, möchte ich die „Kaizen-Diät" nochmals in ein paar Sätzen zusammenfassen.

Wenn Menschen ihr Leben ändern möchten, dann passiert das meistens in Form einer Veränderung. Das Ganze passiert in der Regel innerhalb einer vorgegebenen Zeitspanne und das Ergebnis sollte man auch sehr schnell sehen können. Das ist das Problem von Veränderungen. Oft hat man kurzfristigen Erfolg und man erfreut sich daran, aber schnell kann man wieder in alte Muster verfallen, sobald die Anfangseuphorie verflogen ist.

Eine radikale Veränderung ist wie das Besteigen eines riesigen Berges. Man gerät kurz vorm Ziel völlig außer Atem oder man lässt, bedingt durch die bevorstehenden Bemühungen, den Anstieg gleich sein. Jedoch gibt es eine schöne Alternative, den Berg dennoch zu besteigen. Eine Alternative, den Berg gemächlich zu besteigen, ohne dass man den Anstieg überhaupt bemerkt.

Nämlich mit „Kaizen"

Das Wort „Kaizen" entspringt der japanischen Kultur und setzt sich aus zwei japanischen Wörtern zusammen. „Kai" für „Veränderung" und „Zen" für „zum Besseren".

Sprich: Kaizen ist das Streben nach kontinuierlicher Veränderung und Verbesserung.

Diäten werden oft nicht begonnen bzw. abgebrochen, weil drei Faktoren uns einen Strich durch die Rechnung machen.

Überforderung, destruktive Gewohnheiten und Angst vor Veränderung.

Unser Gehirn ist geradezu ein Wunderwerk. Es besteht aus 3 Gehirnteilen.

Dieses dreiteilige Gehirn kann uns oft in unserem Vorhaben einen Strich durch die Rechnung machen. Wollen wir abnehmen, dann ist dafür der rationale Teil (Hirnrinde) verantwortlich. Plötzlich, ohne dass es uns richtig bewusst wird, haben wir die ganze Tafel Schokolade weggeputzt.

Das kommt daher, dass der Wunsch nach einer Veränderung oft durch das Mittelhirn (Säugetierhirn) blockiert wird. Verantwortlich dafür ist die Kampf- oder Fluchtreaktion. Diese setzt ein, wenn unmittelbar eine Gefahr droht. Diese Reaktion ist äußerst sinnvoll, denn wenn wir in Lebensgefahr geraten, werden Funktionen wie rationales und kreatives

Denken heruntergefahren, während die körperlichen Fähigkeiten, um zu kämpfen oder schnell wegzurennen, nach oben gefahren werden. Dieses äußerst wirkungsvolle System ist dafür verantwortlich, dass wir bei Gefahr am Leben bleiben.

Kaizen wird angewendet, indem man kleine Schritte der Veränderung unternimmt.

Sprich: „Kaizen" überlistet das Gehirn, indem es sich auf Zehenspitzen am Mittelhirn vorbeischmuggelt. Hier ist es wichtig, dass man kleine, leichte Schritte unternimmt, um sein eigentliches Ziel zu erreichen.

Bevor die kleinen Schritte der Veränderung zum Tragen kommen, müssen wir an unser Gehirn die richtige Frage stellen.

Ihr Gehirn wird durch Fragenstellung angerregt. Das Gehirn will beschäftigt werden. Es nimmt Fragen euphorisch auf und wendet diese hin und her, bis es eine Antwort hat.

Sobald wir von unserem Gehirn eine mögliche Lösung präsentiert bekommen haben, müssen wir abwägen, ob diese in unsere aktuelle Lebenssituation passt.

Wenn ja, geht es an die Umsetzung der Schritte, die letztendlich ins Handeln übergehen müssen.

Jetzt sind Sie dran

Über Erfolg oder Misserfolg entscheidet oft der Fokus auf eine Sache. Ich kann viele Dinge halbherzig erledigen, dann werde ich auch halbherzige Ergebnisse bekommen. Oder ich kann mich auf eine Sache konzentrieren, sprich fokussieren, und ich werde herausragende Ergebnisse erzielen. Wie das Ergebnis ausfällt, hängt von jedem selber ab. Konzentration entsteht meistens aus einem tiefen, inneren Bedürfnis heraus, ein angestrebtes Ziel zu erreichen. Vorrausetzung ist natürlich, dass man überhaupt ein definiertes Ziel besitzt.

In Bezug aufs „Abnehmen" steht das Ergebnis immer in Relation dazu, wie Sie persönlich an die Sache herangehen. Oft wird hier das Wörtchen „versuchen" in einem inneren Dialog verwendet oder auch in einem Gespräch mit Bekannten oder Freunden. Was daraus resultiert, ist, dass man sich selber ein Hintertürchen offen hält für ein mögliches, persönliches Versagen.

„Versuchen" hat keinen richtigen Focus. Wenn Sie etwas versuchen, öffnet es Ihnen einen sehr großen, geistigen Spielraum. Man gibt sich selber die Möglichkeit zu scheitern und das ohne großartigen Gesichtsverlust.

Ob die Kaizen-Diät funktioniert oder nicht, hängt

letztendlich davon ab, was Sie bereit sind zu tun.

Wichtig ist, dass das Thema „Kaizen-Diät" für Sie nicht nur Theorie bleibt. Fangen Sie heute noch an, Inhalte umzusetzen und spüren Sie in den nächsten Wochen, wie Ihr Körper auf diese Veränderung reagiert.

Was ist Ihr erster, kleiner Schritt...?

Quelle

www.wikipedia.de

www.gesundheit.com

www.zeit.de

www.fitforfun.de

"Kleine Schritte, die Ich Leben verändern", von Robert Maurer

Über den Autor

Lizensierter Fitness-Trainer, Fitness-Lehrer, zertifizierter "MovNat" Trainer, Ausbildung zum Heilpraktiker, Autor, Solopreneur, Digitaler Nomade und Lebenskünstler... ;-)

Bereits erschienen (Bücher / eBooks):

Die Matrix-Diät:„Abnehmen m. Körper, Geist & Seele"

Der Smoothie-Guide:...ein unterhaltsamer Ratgeber

Xylit:„Das süße Wundermittel"

Der Paleo-Lifestyle: Steinzeitfitness im 21. Jahrhundert

Der Matcha Tee: Das grüne Wunder aus Japan

Das Kokosöl: Das Geheimnis äußerer Schönheit, stabiler Gesundheit und grenzenloser Energie

Die Steinzeit-Diät: In 28 Tagen zum Wohlfühlgewicht

Die Smoothie-Diät: Gesund und lecker abnehmen mit selbstgemachten Smoothies

Kolloidales Silber: Das natürliche Antibiotikum für Mensch, Tier und Pflanze

Moringa Baum: Mehr Gesundheit, mehr Energie und jünger aussehen mit dem Wunderbaum

Die Zistrose: Das Wunderkind unter den Heilpflanzen

Omega 3: Die wiederentdeckte Fettsäure gegen Herz-Kreislauferkrankungen...

4 SuperFoods: Matcha-Tee, Kokosöl, Moringa-Baum, Zistrose (Sammelband 1)

Vitamin D: Das Superhormon gegen Herz-Kreislauferkrankungen, Krebs, Depressionen, Grippe und mehr...

Projekt Diät: Artgerecht zum Wohlfühlgewicht / Sammeband

Wasser: Das Lebenselixier für Gesundheit, Vitalität und Wohlbefinden

Vitamin K: Das vergessene Vitamin

Der Vitamin D & K Faktor: Der Rundumschutz für chronische Erkrankungen

4 Super-Foods: Vitamin D, Wasser, Gerstengrassaft, Omega 3 (Sammelband 2)

Die Steinzeiternährung / Paleo 30: Das 30 Tage Programm für Anfänger

Krafttraining: Kraft ist die bessere Medizin / Krafttraining für Anfänger

Die Löffel-Liste: Dinge die Sie tun sollten bevor Sie ablöffeln

Therapie Sport: Die unterschätzte Heilkraft der Bewegung

Smoothie Guide Kompakt: Wie Eltern es schaffen, dass ihre Kinder Obst und Gemüse essen

Intermittierendes Fasten: Mehr Energie, mehr Gesundheit durch Kurzzeit-Fasten

Der Detox-Plan: Gesundheit, Lebensenergie und jünger aussehen durch natürliche Entgiftung

Super Detox: Mehr Lebensenergie durch Fasten und Entgiftung (Sammelband)

Zucker: Die (süße) tödliche Verführung [Fettleibigkeit, ADHS, Herz-Kreislauferkrankungen...

Kokoswasser: Das Natürliche Elixier des Lebens (Anti-Aging, Entgiftung, Sport, Kokosnuss…

Die Kokosnuss: Die Wunderfrucht aus den Tropen (Sammleband)

10 Superfoods: Powerfoods für mehr Gesundheit, mehr Lebensenergie und natürliches Anti-Aging

Kakao: Die wundersame Heilkraft der Kakaobohne

Kokosöl: Das Wunder-Öl in der täglichen Praxis …über 17 Anwendungsmöglichkeiten

10 Superfoods 2: Powerfoods für mehr Gesundheit, mehr Lebensenergie und natürliches Anti-Aging

10 Superfoods 3: Powerfoods für mehr Gesundheit, mehr Lebensenergie und natürliches Anti-Aging

Chia-Samen: Wundersamen für mehr Gesundheit und Lebensenergie

Paleo 30: Mehr Wissen - mehr Erfolg

Barfuß-Fitness: Wie unsere Füße unsere Gesundheit beeinflussen

Glutathion: Das Entgiftungs- und Anti-Aging Wunder

Weitere Neuerscheinungen siehe unter:

www.my-kindle-ebooks.de

Homepage:

www.smoothie-guide.de

www.der-paleo-lifestyle.de

Ich gebe Ihnen eine Garantie

Mir ist es sehr wichtig, dass Sie aus diesem Buch den größtmöglichen Nutzen ziehen. Sollten Sie dennoch enttäuscht sein und Sie keinerlei Nutzen verzeichnen könnten, dann schreiben Sie mir eine E-Mail und ich erstatte Ihnen ohne Wenn und Aber den Kaufpreis zurück.

In dieser Hinsicht vertraue ich Ihnen als ehrlichem Menschen.

Bitte um ein Feedback

Eine persönliche Bitte:

- Sollte irgendetwas in diesem Buch nicht stimmen.

- Sollte eine Behauptung nicht richtig sein.

- Haben Sie einen Abschnitt/oder ein Kapitel nicht verstanden?

- Haben Sie sich über einen Satz/einen Abschnitt aufgeregt?

- Habe ich irgendwo undeutliche Formulierungen benutzt?

Und ergänzend alles andere…

Dann nehmen Sie mit mir Kontakt auf:

info@my-kindle-ebooks.de

Dieser Weg ist mir lieber, als wenn der Leser dieses Buch mit negativen Gefühlen beschließt.

Berichten Sie mir Ihre persönlichen Erfahrungen mit der Kaizen-Diät, ich würde mich über Ihr Feedback freuen…

Rechtliches

Der Autor übernimmt keine juristische Verantwortung und keinerlei Haftung für Schäden, die aus der Benutzung dieses E-Books / Buch entstehen. Außerdem ist der Autor nicht verpflichtet, Folge- oder mittelbare Schäden zu ersetzen. Gewerbliche Kennzeichen- und Schutzrechte bleiben von diesem Titel unberührt.

Das Werk ist einschließlich aller Teile urheberrechtlich geschützt. Das vorliegende Werk dient nur dem privaten Gebrauch. Alle Rechte, auch die der Übersetzung, des Nachdrucks und der Vervielfältigung dieses Titels oder von Teilen daraus, verbleiben beim Autor.

Ohne die schriftliche Einwilligung des Autors darf kein Teil dieses Dokumentes in irgendeiner Form oder auf irgendeine elektronische oder mechanische Weise für irgendeinen Zweck vervielfältigt werden.

Haftungsausschluss/Disclaimer

Der Besuch unserer Seiten kann nicht den Arzt ersetzen. Suchen Sie bei unklaren oder heftigen
Beschwerden unbedingt einen Arzt auf! Die Informationen auf unseren Seiten sind vom Autor und
Verlag sorgfältig recherchiert und zusammengestellt
worden.

Dennoch kann keine Garantie übernommen werden.
Die hier dargestellten Informationen dienen nicht Di-
agnosezwecken oder als Therapieempfehlung. Eine
Haftung des Autors und Verlages für Personen-,
Sach- und Vermögensschäden durch die Gesundheit-
stipps und Rezepte auf unseren Seiten wird ausges-
chlossen.

Herausgeber:

Michael Iatroudakis
Drewitzer Str. 1
14478 Potsdam
Tel.: Auf Anfrage

Email: info@my-kindle-ebooks.de